SOCIÉTÉ POUR LA PROPAGATION

DE L'HOMŒOPATHIE

Conférences Publiques sur l'Homœopathie

PHARMACOPÉES

HOMŒOPATHIQUE & ALLOPATHIQUE

*Conférence faite le 24 mars 1893
à la mairie du IXe arrondissement de Paris*

PAR

HENRI ECALLE

Pharmacien de 1re classe

PARIS

TYPOGRAPHIE A. DAVY

52, RUE MADAME, 52

1893

SOCIÉTÉ POUR LA PROPAGATION

DE L'HOMŒOPATHIE

Conférences Publiques sur l'Homœopathie

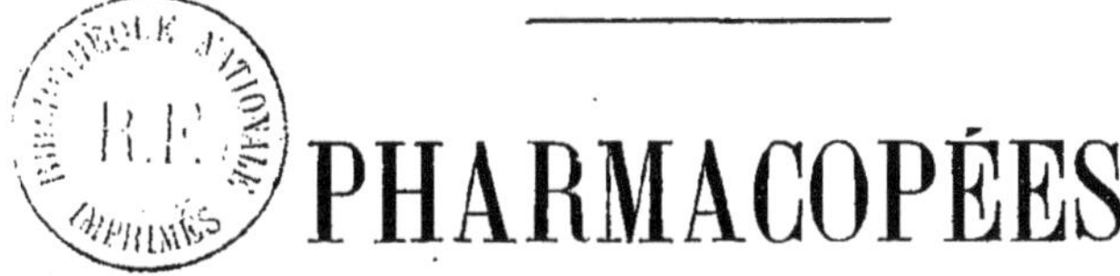

PHARMACOPÉES

HOMŒOPATHIQUE & ALLOPATHIQUE

---

*Conférence faite le 24 mars 1893
à la mairie du IXᵉ arrondissement de Paris*

PAR

HENRI ECALLE

Pharmacien de 1ʳᵉ classe

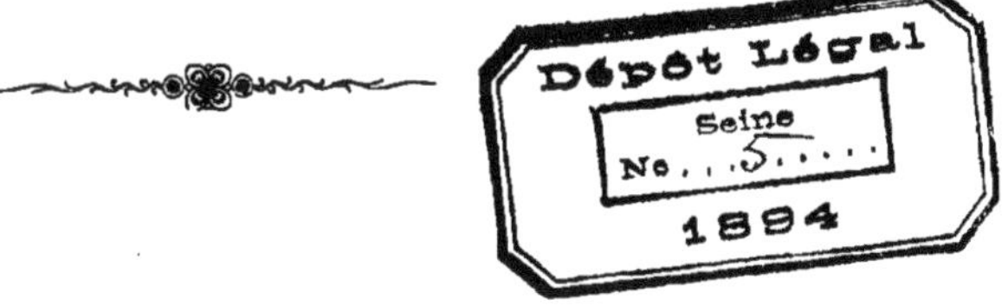

PARIS

TYPOGRAPHIE A. DAVY

52, RUE MADAME, 52

—

1893

SOCIÉTÉ

POUR LA

PROPAGATION DE L'HOMŒOPATHIE

Il y a huit mois, nous avons fondé la *Société pour la Propagation de l'homœopathie*. Depuis ce temps, nous avons recueilli de nombreuses adhésions, et quoique nos ressources soient encore fort modestes, nous avons résolu de commencer notre campagne de propagande, et, dès cet hiver, douze conférences publiques sur l'homœopathie seront faites à la mairie du IXe arrondissement, 6, rue Drouot, qu'on a mise gracieusement à notre disposition.

En annonçant cette nouvelle aux clients de l'homœopathie, nous venons solliciter de nouvelles adhésions à la *Société de propagation*. Si on consulte la liste des membres adhérents que nous publions avec cette circulaire, on verra qu'elle se compose presque exclusivement de médecins et de pharmaciens ; et cependant, comme nous l'avons dit, pour être puissante, notre Association devrait réunir dans une même action et les médecins et les clients.

C'est seulement dans cette union que nous trouverons la force nécessaire pour édifier ces grandes fondations hospitalières et enseignantes que nous envions aux États-Unis.

Les membres du bureau :

Dr JOUSSET père, président.
Drs BOYER et TESSIER, vice-présidents.
M. ECALLE, pharmacien, secrétaire-général.
M. DELPECH, pharmacien, trésorier.
M. TRICHON, pharmacien, secrétaire-adjoint.

N. B. — Prière d'envoyer adhésions et souscriptions, soit à M. ECALLE, secrétaire-général, 38, rue du Bac, soit à tout autre membre de la Société, médecin ou pharmacien.

Nous rappelons que les dames peuvent faire partie de la Société, assister aux séances et prendre part aux travaux.

RÈGLEMENT DE LA SOCIÉTÉ.

ARTICLE PREMIER. — Une Société est fondée à Paris, pour la propagation de l'homœopathie, par tous les moyens honorables de propagande.

ART. 2. — La Société se compose de toutes les personnes qui veulent contribuer à cette œuvre.

ART. 3. — La Société se propose :
L'enseignement de l'homœopathie par la clinique, les conférences, la publicité scientifique, etc.
Les encouragements aux débutants;
L'organisation éventuelle de services homœopathiques gratuits, etc.

ART. 4. — Les ressources de la Société se composent :

1° Des cotisations, une fois payées, des Membres fondateurs, cotisations fixées à cent francs;

2° Des cotisations annuelles des Membres adhérents, cotisations fixées à un minimum de 12 francs, payables annuellement et d'avance;

3° Des dons facultatifs;

4° Des produits des réunions charitables que le Bureau pourra proposer et qui auront été acceptées par l'Assemblée générale.

Art. 5. — La Société se réunira deux fois par an en Assemblées générales ordinaires. La première Assemblée générale élit pour un an le Bureau de la Société composé d'un Président, deux Vice-Présidents, un Secrétaire adjoint, un Trésorier.

Art. 6. — Des Assemblées extraordinaires pourront être provoquées par le Bureau sur son initiative ou sur une demande signée de dix membres.

ART. 7. — Le Bureau sera chargé de convoquer les Assemblées, de tenir les procès-verbaux des réunions, de percevoir les fonds.

ART. 8. — Le Bureau étudiera les propositions présentées à l'Assemblée générale et fera un Rapport pour l'Assemblée générale suivante. Si l'Assemblée vote une proposition, elle nommera un Comité d'exécution.

ART. 9. — Pour ce qui concerne la propagande scientifique, le Comité d'exécution est composé exclusivement de Médecins et de Pharmaciens.

ART. 10. — A la fin de l'Exercice annuel, le Bureau soumet le Rapport de sa gestion à l'approbation de l'Assemblée générale.

ART. 11. — La Société ne pourra être dissoute que par un vote de l'Assemblée générale, convoquée avec cet ordre du jour spécial. En cas de dissolution, l'Assemblée décide de l'emploi des fonds disponibles.

MEMBRES DE LA NOUVELLE SOCIÉTÉ

1ʳᵉ Liste.

MEMBRES FONDATEURS.

Comtesse d'Argout, de Paris.
Dʳ Bouffier, de Cette.
Dʳ Boyer, de Paris.
Marquis de Casariera, de Paris.
Mme Cottier, de Paris.
M. Delpech, pharmacien de Paris.
M. Ecalle, pharmacien de Paris.
M. E. Foucault, de Paris.
Dʳ Jousset père, de Paris.

Dʳ Martin-Duthoit, de Douai.
Mme Nolleval, de Paris.
M. Pinet, de Paris.
Prince Léon Sapieha, de Paris.
Mme Scherer, de Paris.
Dʳ Tessier, de Paris.
M. Trichon, pharmacien de Paris.
M. Van der Velde, du Havre,

MEMBRES ADHÉRENTS.

M. Alleaume, du Havre.
Dʳ V. Arnulphy, de Nice.
M. de Bachoué, phar. de Bordeaux.
Dʳ Badiole, de Bordeaux.
Dʳ Balmoussières, de Hyères.
Dʳ Bas, de Paris.
Dʳ Baudéan, de Bordeaux.
M. Becker, de Paris.
Dʳ Blondel, de Paris.
Dʳ Bon, de Paris.
M. Boscowitz, de Paris.
Mme Brachet, de Paris.
Dʳ Brieu, de Toulon.
M. Buchotte, de Gisors.
M. Buzenet (Montreuil-sous-Bois).
Dʳ François Cartier, de Paris.
M. Charles Cartier, de Paris.
M. Cassemiche, de Suresnes.
M. Caylar, de Paris.
Dʳ Chabaud, de Paris.
Dʳ Charropin, de Paris.
Dʳ Clément, de Paris.
Mme Collin, de Paris.
Dʳ de Coma, de Paris.
Dʳ Combes, de Paris.
Dʳ Conan, de Paris.
Dʳ Conqueret, de Versailles.
Dʳ de Créquy, d'Ardres (Pas-de-Calais).
Dʳ Dacher, de Paris.
Dʳ Daniel, de Marseille.
Dʳ Darses, de Paris.
M. Debras, de Paris.
M. Dervaux, de Wargnies-le-Grand (Nord).
M. Desternes, de Paris.
Mme Dupasquier, de Fublaines (S-.et-Marne).
M. A. P. Dupont, de Paris.

M. A. Ecalle, de Paris.
Dʳ Espanet, de Marseille
Dʳ Fayol, de Marseille.
Dʳ Flasschoen, de Paris.
M. Fouquier, pharmacien de Paris.
Dʳ Frichet, de Clermond-Ferrand.
Dʳ Gabalda, de Paris.
Dʳ Gachet, de Paris.
Dʳ Gallavardin, de Lyon.
M. Girardeau, pharmacien de Paris.
M. Emile Godet, de Paris.
Dʳ Gonnard, de Paris.
Mme Denis Goulin d'Aix (Bouches-du-Rhône).
M. Grenier, de Paris.
Mme —
Dʳ Gruzu, de Cannes.
Mme Guérin Delangrenier, de Paris.
M. J. P. Gueydan, de Grenoble.
Dʳ Hammelrath, de Paris.
Dʳ Hamon, père de Caen.
Dʳ Hamon fils, de Caen.
M. Hélot, chirur.-dentiste de Paris
Dʳ Jouis, de Mortagne (Orne).
Dʳ Marc Jousset, de Paris.
M. l'abbé Joyes, de Versailles.
M. Kirn, pharmacien de Paris.
M. Kœnick, pharmacien de Paris.
M. Kriegelstein, méd. vét., de Paris.
M. Ladislas, pharmacien de Paris.
Mme de la Lande, de Paris.
M. La Pise (de), pharmacien de Paris.
Dʳ Largaud, de Paris.
Dʳ Lempert, de Paris.
Dʳ Love, de Paris.
Mme Loysel, de Cherbourg.
Dʳ Malapert père, de Lille.
Dʳ Malapert fils, de Lille.
Mme Maniette, de Suresnes.

Dʳ Marcel-Durand, de Paris.
M. Emile Mars, de Paris.
Dʳ Menessier, de Paris.
M. Michelet, du Havre.
Dʳ Mourier, de Paris.
Dᵉ Orth, de Toulouse.
Dʳ Parenteau, de Paris.
M. Parry, de Paris.
Dʳ Pascal, de Toulon.
Dʳ Pawlidés, de Paris.
M. Pearce, de Versailles.
Dʳ Pellerin, d'Alger.
Dʳ Perrée (Mme), de Paris.
M. Perrier (intendant général), de Paris.
Mme Perrier, de Paris.
Dʳ de Perry, de Bordeaux.
M. Peuvrier, pharmacien de Paris.
Mme Poiret-Valleré, de Reims.
M. Portrait, de Paris.
Mme de Pruines, de Paris.
M. Richard, pharmacien de Marseille.

Dʳ Robillard, de Paris.
Dʳ Rochet, de Paris.
Dʳ S. de Paris.
M. Savoye, de Paris.
Dʳ Serrand (Daniel), de Paris.
Dʳ Serrand (René), de Paris.
M. le Dʳ Silva, de Paris.
Dʳ L. Simon père, de Paris.
Dʳ L. Simon fils, de Paris.
Dʳ Sourice, du Havre.
Dʳ Sylvestre, de Paris.
Dʳ Tardieu, de Paris.
Comtesse de Valanglart, château de Ste-Foy (Seine-Inférieure).
Dʳ Vallois, de Paris.
Dʳ Vautier père, de Paris.
M. Vautier fils (chirurgien-dentiste), de Paris.
Mme du Vivier de Gast, de Paris.
M. Weber, pharmacien de Paris.
M. Wenk, de Paris.
M. le lieut.-colonel Wilbois, de Paris.

PHARMACOPÉES HOMŒOPATHIQUE ET ALLOPATHIQUE

Mesdames et Messieurs,

Ce n'est pas sans un vif sentiment de crainte et de défiance de moi-même que je me présente aujourd'hui devant vous. Je succède, à cette place, à des hommes qui unissaient à l'autorité de la science, le prestige d'une parole souvent éloquente, toujours élégante et habile et ce m'est, sans contredit, une témérité grande que d'oser me faire entendre après ces maîtres dont la voix vibre encore à vos oreilles. Je crains bien, pour employer une expression familière, que vous n'ayez, comme font les enfants gourmands, mangé vos meilleurs morceaux les premiers.

Il est une autre raison qui augmente mon appréhension. Les orateurs qui m'ont précédé ont abordé devant vous, et vous savez avec quelle compétence, les problèmes les plus élevés que soulèvent les doctrines de l'homœopathie; ils ont fait l'histoire de la science nouvelle, exposé ses principes, fait justice des attaques dont elle est l'objet, recherché ses principales applications. Tout cela présenté avec le talent que vous avez admiré était d'un grave et puissant intérêt. Je n'ai, malheureusement pour moi, rien de semblable à vous offrir : une matière toute scientifique, dont rien ne peut voiler l'aridité : voilà la tâche que j'ai entreprise. Il y faut de ma part le dévouement absolu à notre cause, de la vôtre beaucoup d'indulgence. Je suis sûr de mon dévouement ; sera-t-il indiscret à moi d'espérer en votre indulgence ?

Un jour que le baron Thénard faisait une expérience devant le duc d'Angoulême, le chimiste courtisan s'écria : « Monseigneur, ces deux gaz vont avoir l'honneur de se combiner devant vous. » Aujourd'hui, Mesdames et Messieurs, la pharmacopée homœopathique et la pharmacopée allopathique vont avoir l'honneur de se présenter devant vous et de la comparaison que vous en pourrez faire résultera, j'en ai l'intime certitude, la supériorité de celle que nous défendons.

Avant d'aborder la préparation de nos médicaments homœopathiques, je tiens à examiner avec vous les reproches adressés à ces préparations ou plutôt l'idée que s'en font et nos adversaires les allopathes, et le public pris dans sa généralité.

Vous jugerez ainsi plus facilement, au fur et à mesure que nous étudierons ensemble les modes de procéder adoptés dans notre pharmacopée, la valeur de ces reproches et le bien fondé de ces accusations.

Le public croit assez volontiers que nous avons un arsenal spécial, que nos remèdes sont ou des remèdes secrets ou bien encore des poisons extrêmement violents.

Il importe de dissiper cette erreur, de montrer que nos préparations n'ont rien de secret, que nos remèdes n'ont rien d'empirique, que nous nous servons en homœopathie des mêmes substances simples que dans l'ancienne Ecole et que lorsque nous employons certains produits chimiques très actifs comme l'acide cyanhydrique, l'aconitine, la digitaline, nous agissons avec beaucoup plus de prudence que nos confrères les allopathes, que nous donnons toujours ces médicaments à des doses beaucoup moins fortes que les leurs et jamais à doses perturbatrices.

Il est bon aussi que le public sache de quelles précautions grandes nous nous entourons, avec quelle minutie nous opérons, quel soin jaloux nous apportons à chacune de nos préparations.

Mais il est un grief bien autrement important : nos adversaires les allopathes ne nous accusent de rien moins que de faire seulement de la médecine expectante.

Je ne vous répéterai pas toutes les inepties dites à ce sujet, il y a chez nos adversaires une mauvaise foi volontaire et nous devons mépriser de semblables arguments. Il est vrai que cet honnête argument leur permet, non seulement de ne pas discuter la valeur scientifique de la thérapeutique homœopathique, mais surtout de ne la point étudier et de ne la point connaître.

Si nos médicaments homœopathiques n'ont aucune action, pourquoi ces mêmes allopathes se sont-ils emparés d'un grand nombre de nos préparations?

Les alcoolatures allopathiques inscrites au Codex français, sont-elles donc autre chose que nos T. M., tout au moins quant au fond. Nous devons reconnaître, il est vrai, que nos adversaires veulent bien nous en laisser la paternité.

Vous citerai-je toutes les alcoolatures employées aujourd'hui en allopathie, la liste en serait trop longue, je me contenterai de nommer au hasard : l'aconit, la bryone, le drosera, l'hamamelis, le viburnum, etc., pour ne parler que des plus courantes.

Je ne m'étendrai pas davantage sur ces préparations, j'y reviendrai dans quelques instants, car si nos adversaires nous ont pris nos alcoolatures, ils ont cru bien faire en procédant autrement que nous, quant au *modus operandi*, aussi n'obtiennent-ils de ces teintures aucun résultat ou les résultats obtenus sont-ils absolument capricieux.

Ce que je tiens à bien établir dès maintenant, c'est la mauvaise foi des représentants ou plutôt des maîtres de cette Ecole officielle, car vous entendez bien que, loin de nous plaindre de ces emprunts et de les leur reprocher, nous en sommes, au contraire, tout heureux et tout fiers, mais, ce me semble, il est de notre droit, il est de notre devoir de hautement le constater.

Cette constatation faite, expliquera qui pourra comment les homœopathes ne font que de la médecine expectante.

J'irai plus loin, l'homœopathie n'eût-elle servi qu'à débarrasser l'allopathie des extraordinaires préparations d'autrefois, qu'elle lui eût encore rendu un signalé service et qu'elle eût bien mérité de l'humanité.

Qui ne se souvient de la thériaque, du diascordium et autres électuaires de composition aussi complexe.

Qui ne se souvient de tous les onguents et pommades dont la seule préparation donnait au pharmacien quelque apparence de sorcier.

Qui ne se souvient de toutes ces préparations pompeusement appelées magistrales, où le grotesque le dispute au ridicule et enfantées dans un moment où les médecins semblaient vouloir dissimuler leur ignorance sous les formules des préparations les plus fantaisistes et les moins compréhensibles.

Le branle est donné; le mouvement ne s'arrêtera pas là et bientôt disparaîtront à leur tour : la décoction blanche de Sydenham, les loochs huileux et blanc, les juleps de toutes sortes, etc., etc.

A quelle influence l'Ecole officielle a-t-elle obéi en abandonnant ces trop fameuses formules? A l'influence de l'homœopathie qui a doté sa pharmacopée de préparations aussi simples que celles de l'Ecole adverse sont compliquées, aussi raisonnées que les autres sont empiriques, aussi agréables pour les malades que les premières sont désagréables.

Nos adversaires ont-ils cédé de gaîté de cœur à cette influence, je ne le crois guère, je pense plutôt que le public ayant clairement montré ses préférences, force leur a été, s'ils voulaient retenir la clientèle, d'abandonner ces préparations empiriques et mystérieuses.

L'homœopathie, dis-je, n'eût-elle servi qu'à ramener les allopathes à des préparations plus simples, qu'elle eût encore bien mérité non seulement du public, mais aussi de nos honorés confrères les pharmaciens allopathes.

J'arrive à la préparation des médicaments homœopathiques et je vais essayer de vous exposer le plus clairement possible les principaux de nos *modus operandi*.

Le sujet ne sera guère attrayant et pourrait effrayer un public moins bien disposé, car c'est plutôt là un sujet de cours qu'une matière à conférence.

Je crois en cette circonstance remplir un devoir. Je le fais avec confiance et conviction et mon plus cher désir, mon vœu le plus sincère, serait de pouvoir me dire que chacun de vous, Mesdames et Messieurs, emporte, en sortant d'ici, un peu de ma confiance et de ma conviction. Mais j'ai besoin, pour aller jusqu'au bout de cette tâche peut-être aride et certainement difficile, d'être soutenu par cette bienveillante indulgence à laquelle je faisais appel au début de cette conférence.

Nature et forme des médicaments homœopathiques.

Je ne crois pouvoir mieux faire que de placer cette étude sous le patronage de savants aussi consciencieux que modestes, Jahr et Catellan frères.

Je ne puis invoquer leur autorité sans apporter à mes honorables prédécesseurs et maîtres, MM. Antonin et Charles Catellan, un hommage ému de pieuse et affectueuse reconnaissance.

Je salue en MM. Antonin et Charles Catellan, le dévouement à notre cause, la fidélité au devoir, l'amour du bien, l'ardeur toujours égale qu'ils ont apportée dans l'accomplissement de leur mission.

Voici comme ils s'expriment dans leur phamacopée :

« On se sert, en homœopathie, des mêmes substances simples que dans l'ancienne Ecole : mais au lieu d'en faire, comme dans celle-ci, des remèdes composés, on cherche, au contraire, à se procurer chaque médicament dans toute sa pureté et à l'administrer sans aucun mélange qui puisse en altérer les vertus particulières. Sans nous étendre ici sur la préférence à accorder à ce mode d'administration, nous devons cependant faire observer qu'il est lié au principe de l'homœopathie d'une manière tellement étroite qu'il ne saurait en être détaché sans porter atteinte à la pratique. Partie du principe qu'aucun médicament ne saurait être employé avec succès, qu'autant qu'il est connu dans ses effets purs, l'homœopathie a soumis à l'étude une quantité de médicaments simples qu'il importe maintenant de reproduire tels qu'ils ont été expérimentés, si l'on veut pouvoir se baser sur ces observations ; même pour les médicaments qui n'ont pas encore été étudiés, il n'importe pas moins de les soumettre à ces expérimentations dans toute leur pureté, dans toute leur simplicité ; car, quoique tout remède composé forme une espèce d'unité médicamenteuse qu'on peut étudier dans ses effets, jamais on ne parviendra à le reproduire une seconde fois exactement comme la première, tandis que les productions de la nature se montrent partout et toujours avec les mêmes propriétés.

« En rejetant ainsi tous les remèdes composés de l'ancienne Ecole, comme impropres à être soumis à l'étude et à être employés dans la pratique, l'homœopathie n'a cependant point la prétention de ne se servir que de corps absolument simples, tels que le soufre, les métaux et autres substances élémentaires ; elle tire, au contraire, ses médicaments des trois règnes de la nature, comme le fait l'ancienne Ecole, et toutes les combinaisons chimiques, qui, d'après des lois invariables, se reproduisent constamment les mêmes, peuvent lui servir de remèdes. En un mot, la simplicité des préparations homœopathiques dont nous parlons, ne se rapporte point à la substance primitive qui sert de médicament, mais bien au médicament même, qui, comme tel, ne doit être composé que d'une seule substance médicamenteuse, et préparé de manière à ce que les vertus de cette substance soient aussi pures et aussi développées que possible.

« Si toutes les substances douées de vertus médicamenteuses se présentaient sous une forme aussi commode que quelques eaux minérales, par exemple, rien ne serait ni plus naturel, ni plus rationnel que de les employer telles que la nature les produit. Mais dans un grand nombre de ces substances, la vertu réelle se trouve à un état plus ou moins latent et ne saurait être mise en activité que par la destruction de la matière primitive et l'addition d'une autre substance qui, en qualité de simple véhicule, reçoit la vertu développée et la transmet à l'organisme. Dans d'autres substances, au contraire, la vertu médicamenteuse est bien développée, mais elle est tellement énergique que, sans l'addition d'une substance qui puisse en modérer les effets, on ne saurait les employer sans péril pour la santé ou même pour la vie des malades.

« La préparation et l'administration des médicaments étant donc impossibles sans aucun mélange, il s'agit de trouver les substances qui, tout en permettant d'obtenir les médicaments sous la forme voulue, soient cependant en elles-mêmes assez inactives pour ne pas en altérer la vertu. Cette condition, quelque simple qu'elle paraisse en théorie, n'est cependant pas aussi facile à remplir qu'on pourrait le croire ; car il n'existe peut-être pas de substance qui, dans telle ou telle circonstance, ne puisse à la rigueur exercer une influence pathogénétique et par conséquent altérer les effets particuliers du médicament avec lequel elle est mêlée. »

« Les véhicules remplissant ces conditions et employés par nos prédécesseurs sont :

« 1° L'alcool pur.

« 2° L'eau distillée.

« 3° Le sucre de lait.

« Nous y avons ajouté pour quelques préparations spéciales, la glycérine chimiquement pure.

« Au moyen de ces quatre substances, l'homœopathie fait toutes ses préparations médicamenteuses sans exception, soit sous forme de teintures ou solutions, soit sous forme de poudres. »

Tels sont les principes fondamentaux posés par ceux que nous ne craignons pas d'appeler les maîtres de la pharmacopée homœopathique.

Ces maîtres éminents distinguent deux classes de préparations médicamenteuses.

Les premières forment nos T. M., ou nos dilutions, dilutions procédant soit de la T. M., soit directement de la substance comme cela a lieu pour la plus grande partie des produits chimiques.

Les secondes forment nos triturations, lesquelles procèdent toujours de la substance elle-même.

Avant d'aborder l'exposé de nos préparations premières, exposé qui fera le principal sujet de cette conférence, je dois vous dire quelques mots de nos atténuations homœopathiques.

Ces atténuations homœopathiques, dilutions ou triturations, sont une simple atténuation de la dose médicamenteuse, et non des vertus médicamenteuses, de la substance première d'où elles procèdent. L'expérience clinique nous démontre en effet, d'une manière incontestable, que certains médicaments agissent beaucoup mieux et beaucoup plus sûrement à une dilution assez élevée qu'à l'état de T. M.

Le drosera dans la coqueluche, la bryone et le phosphore dans la pneumonie, la noix vomique dans certaines affections de l'estomac, le china, l'arsenic, et combien d'autres, n'ont jamais donné les mêmes heureux résultats à dose pondérable qu'à dose infinitésimale.

Ces faits sont du domaine de la médecine et de l'expérience clinique et le pharmacien ne peut qu'apporter à ces préparations et les soins les plus méticuleux et la conscience la plus scrupuleuse.

Je ne crois pas, du reste, qu'aujourd'hui ces doses infinitésimales soient discutables, et je ne saurais rien ajouter à ce que vous disaient, dans les conférences précédentes, nos maîtres aimés, MM. les Drs Jousset et Tessier.

Il est bien certain que si les praticiens de l'École officielle font une guerre à outrance à l'homœopathie, il n'en est pas de même dans les laboratoires. Là, des hommes de science et de devoir se trouvent tous les jours en présence de faits inexpliqués et inexplicables laissant bien loin derrière eux les doses infinitésimales.

Vous rappellerai-je l'expérience de l'aspergilus niger, qui se développe et se multiplie avec une inconcevable rapidité, lorsqu'on dépose tout simplement le principe premier de cette culture dans du bouillon gras contenu dans un vase de verre. Placez, au contraire, ce bouillon gras dans un vase d'argent ; contentez-vous même de plonger dans le bouillon gras, aussi loin que possible de la semence, une mince lame d'argent : non seulement, vous arrêterez le développement du microbe, mais encore vous le ferez mourir. Il n'y a cependant et il ne peut avoir ici, qu'une action de présence de l'argent : il est absolument impossible de trouver dans le liquide trace de ce métal.

Et ces belles expériences sur la matière radiante, dont vous a parlé M. le Dr Tessier, ne sont-elles donc pas concluantes?

Qu'est-ce que ce quatrième état des corps par rapport à l'état précédent, l'état gazeux, sinon une atténuation des plus infinitésimales? Et ces expériences ne vous ont-elles pas démontré, au contraire, combien était développée l'action des molécules restantes?

Nos atténuations sont donc une simple diminution de dose médicamenteuse et toutes ces atténuations participent au plus haut point de l'activité des préparations premières.

Ces atténuations se font au 1/10e ou au 1/100e. Chaque atténuation est, par suite, dix ou cent fois moins forte que la précédente.

En France, nous avons plus généralement adopté les atténuations centésimales. A l'étranger et plus particulièrement en Amérique, les atténuations décimales ont de beaucoup la préférence.

Et maintenant que nous avons victorieusement établi la puissance curative des atténuations homœopathiques, nous pouvons poser les règles auxquelles doit être soumise toute préparation sérieuse.

Il est certain qu'une bonne préparation, sous quelque forme qu'elle se présente, doit, pour offrir toute garantie de sécurité remplir les deux conditions suivantes :

1° Etre complète, c'est-à-dire renfermer tous les principes actifs de la substance première ;

2° Etre toujours semblable.

Pour obtenir de bonnes préparations homœopathiques, il importe donc, avant tout, de se procurer les substances

2

premières dans les meilleures conditions possibles et dans
l'état le plus propre à leur destination.

Les substances premières employées en homœopathie se
divisent en trois classes bien distinctes :

A. *Substances végétales.*

B. *Substances animales.*

C. *Substances minérales* et *Produits chimiques.*

Les substances végétales se subdivisent à leur tour :

1° *En substances végétales indigènes ;*

2° *En substances végétales exotiques.*

SUBSTANCES VÉGÉTALES INDIGÈNES.

En général, les plantes indigènes qui servent à la préparation de nos T. M. doivent être récoltées pendant la
première période de déclin de leur floraison. On ne doit
jamais prendre celles qui croissent sur un terrrain trop
humide, privé du soleil et du grand air, à moins que la
nature de la plante ne requière ces conditions. Dans la
plupart des cas, il est encore important de ne pas recueillir les fleurs et les feuilles par un temps constamment
froid et humide ; le moment le plus favorable est celui où,
après plusieurs jours de chaleur, il est tombé une petite
pluie. Dans tous les cas où nous ne donnons pas d'indica-
tions spéciales, nous employons la plante entière (fleurs,
feuilles, tiges et racines).

Pour la préparation de nos teintures faites avec les
plantes indigènes, nous divisons ces plantes indigènes en
deux catégories bien séparées :

1° Les plantes indigènes à suc considérable ;

2° Les plantes indigènes à suc minime.

Pour préparer les T. M. des plantes indigènes à suc considérable, on prend les différentes parties employées de la plante, on hache le tout aussi menu que possible ; après l'avoir pilé dans un mortier, on le soumet à l'action de la presse.

Le suc retiré de cette première expression est mélangé avec une quantité égale en poids d'alcool à 80°.

On a ainsi la liqueur n° 1 que l'on conserve à part.

D'un autre côté, on met macérer pendant dix jours le marc résultant de la préparation ci-dessus dans son poids d'alcool à 80° et on exprime à nouveau.

On obtient ainsi la liqueur n° 2.

On réunit les deux liqueurs, on laisse déposer le temps nécessaire, et on filtre après décantation.

Je prendrai comme type de ces T. M. celle d'aconit obtenue par le *modus operandi* que je viens de décrire en ayant soin d'employer la plante entière, c'est-à-dire fleurs, feuilles, tiges et racines et nous comparerons cette teinture avec la teinture analogue de l'allopathie.

Nous verrons ainsi si l'aconit, le grand médicament des homœopathes, comme disent avec une aimable ironie nos confrères allopathes, l'aconit qui fit le sujet de la dernière et savante conférence de M. le Dr Léon Simon fils, a bien mérité sa réputation.

Avec la liqueur n° 1, nous recueillons tous les principes actifs solubles dans l'eau, et en même temps ceux qui sont entraînés mécaniquement.

Avec la liqueur n° 2, nous recueillons tous les principes actifs solubles dans l'alcool à 80°.

Cette teinture remplit donc bien les deux conditions nécessaires et essentielles à toute bonne préparation :

1º Elle est complète, c'est-à-dire renferme tous les principes actifs de l'aconit.

2º Elle est toujours semblable.

Nous n'avons, en effet, qu'un moment pour recueillir notre plante, moment bien facile à saisir, la première période de déclin de sa floraison. En ayant soin de choisir un temps favorable et en n'employant que l'aconit des montagnes, des Vosges principalement, nous aurons toujours une teinture qui sera non seulement supérieure, mais encore toujours semblable.

Avant de vous parler des préparations allopathiques de l'aconit, permettez-moi de vous lire le passage suivant que je trouve dans l'*Officine allopathique* au chapitre des Alcoolatures.

« Béral, pharmacien distingué, a introduit les alcoolatures dans la pratique il y a une trentaine d'années. Mais selon Guibourt, qui a fait observer à ce sujet qu'il n'y a pas de travail ou de système, si dénué de sens qu'il soit, dont on ne puisse tirer quelquechose d'utile, les alcoolatures auraient une origine homœopathique, et on les devrait à Hahnemann lui-même. Les teintures mères des médecins homœopathes sont en effet des alcoolatures.

« Les alcoolatures employées jusqu'à présent sont simples et préparées avec des plantes actives qui perdent en totalité ou en partie leurs propriétés par la dessiccation.

« Elles sont plus actives que les teintures préparées avec les mêmes plantes desséchées. Il est donc bien important de les distinguer de ces dernières. »

Ces quelques lignes suffisent à vous montrer sous son vrai jour la lutte que nos prédécesseurs et maîtres ont soutenue si vaillamment pendant près d'un demi-siècle et que nous soutenons à notre tour, aujourd'hui, nous leurs élèves dévoués et reconnaissants.

Obligés de reconnaître la supériorité de nos préparations, obligés même de leur donner un asile officiel, cela bien probablement pour ne pas laisser approcher de l'homœopathie les médecins qui vont prescrire ces préparations, nos adversaires nous pillent et en même temps nous insultent. Cela s'appelle faire d'une pierre deux coups.

Mais ils sont obligés d'avouer :

1° Que la paternité des alcoolatures revient bien à Hahnemann ;

2° Qu'un grand nombre de plantes actives perdent, en partie ou en totalité, leurs propriétés par la dessiccation;

3° Que les alcoolatures sont plus actives que les teintures préparées avec les mêmes plantes desséchées.

Dont acte.

Nos adversaires reconnaissant la vertu médicamenteuse des alcoolatures, quel *modus operandi* vont-ils adopter pour leur préparation ?

Vous croyez peut-être qu'ils vont chercher si telle manière de faire est préférable pour certaines plantes, si tel mode de préparation convient mieux pour d'autres. Non, ils trouvent bien plus simple et surtout bien plus facile d'adopter une seule manière de procéder, la même pour toutes les plantes, le *modus operandi* par macération que nous employons pour les plantes à suc minime et qui consiste à faire agir directement l'alcool sur la plante contusée.

Les proportions adoptées par eux sont :

Quantités égales de plantes fraîches cueillies au commencement de la floraison et d'alcool à 90°; et dix jours de macération ; puis, on passe avec expression, et l'on filtre après décantation.

Que mes confrères allopathes me permettent de leur dire qu'ils n'obtiennent, ainsi, ni tous les principes actifs de la plante solubles dans l'alcool, l'eau de végétation de cette plante ramenant l'alcool à 60° environ, ni les quelques rares principes actifs de ce végétal solubles dans l'eau.

Toutes les alcoolatures de l'allopathie en général et l'alcoolature d'aconit en particulier sont donc des teintures absolument incomplètes.

Encore, n'est–ce pas là le côté le plus défectueux de leurs préparations. Ce qui rend leurs alcoolatures inactives, dangereuses, ou pour le moins absolument capricieúses, c'est le mauvais choix de la partie de la plante employée. Ainsi pour l'aconit, ils font deux alcoolatures, l'une avec les feuilles seules, l'autre avec la racine seule et ils ont ainsi :

L'alcoolature de feuilles.

L'alcoolature de racines.

L'alcoolature de feuilles est absolument inactive, cela n'est contesté aujourd'hui par personne et c'est la seule raison pour laquelle nos adversaires essaient de suppléer à cette teinture par l'alcoolature de racines. Les principes actifs de l'aconit résident surtout dans la racine, pendant toute la première partie de la pousse et presque jusqu'au moment de la floraison. A cette époque la racine perd une grande partie de ses principes actifs, qui se trouvent alors en quantité assez notable dans les feuilles et *principalement* dans les fleurs.

Les feuilles d'aconit ne renferment donc jamais qu'une bien faible partie des principes actifs de cette plante et encore cette richesse en principes actifs est bien variable et bien dépendante de l'époque de la récolte. Aussi l'alcoolature de feuilles d'aconit est-elle à peu près complètement abandonnée des allopathes.

Quant à l'alcoolature de racines, son principal défaut est d'être absolument capricieuse et souvent même dangereuse. Je ne veux pas insister par trop sur les accidents qu'elle a occasionnés, accidents plusieurs fois suivis de mort, comme à Beaujon, il y a seulement cinq ou six ans.

Un interne fortement grippé s'administre une dose d'aconit. Quelle dose a-t-il prise, personne ne le sait. Il est cependant bien probable que ce n'était pas la première fois qu'il employait ce médicament. Toujours est-il que, quelques heures après il était mort.

Plus récemment, le Dr X., mon voisin, pris de migraine, envoie chez le pharmacien le plus rapproché de l'endroit où il se trouvait, chercher de l'alcoolature de racines d'aconit. J'insiste avec intention sur ce fait que cette alcoolature ne fut pas prise par le Dr X. chez le pharmacien qui le fournissait habituellement. Or à peine a-t-il pris cette teinture qu'il tombe foudroyé. Y a-t-il eu suicide ou simple accident ? On ne le saura jamais, mais n'est-il pas très possible et même très probable qu'il n'y a eu là qu'un accident ?.

Permettez-moi de vous citer à ce propos l'opinion d'Emile Gautier sur l'aconit. Je ne donnerai pas à ces paroles plus d'importance qu'elles n'en ont, elles nous font seulement connaître l'opinion d'un journaliste médical qui s'est cependant beaucoup occupé de toxicologie et de chimie agricole. Ce n'est du reste que le reflet de l'opinion des maîtres de l'École officielle, opinion absolument incontestée aujourd'hui.

« La puissance toxique de l'aconit, nous dit Emile Gautier, varie, dans des proportions énormes, suivant la partie de la plante employée — les racines étant cent fois plus
vénéneuses, à égalité de poids, que les feuilles — suivant
aussi l'espèce, l'âge, la saison, le lieu de provenance, etc.
Il en est de même de son principe actif, de son alcaloïde,
de l'aconitine.

« Rien d'étonnant, dès lors, que l'aconit soit d'un manie-
ment si dangereux. Rien d'étonnant que, même aux
doses pharmaceutiques, elle puisse empoisonner, comme
ce fut le cas, l'année dernière, d'un infortuné médecin
dont le nom m'échappe. »

M. Emile Gautier fait ici allusion à la mort mystérieuse
du Dr X... dont je vous parlais à l'instant.

Voici encore ce que dit Dorvault, dans son officine, des
préparations allopathiques de l'aconit.

« Quelle est la meilleure des préparations d'aconit ? Malheureusement on n'en sait rien encore. On a vu souvent
la même forme, mais provenant d'officines différentes,
réussir dans un cas et échouer dans un autre tout à fait
semblable. D'après cela, il est permis de croire que le
principe actif de l'aconit, comme celui des renoncules et
de beaucoup d'autres plantes de cette famille, est extrêmement fugace. A notre avis les meilleures préparations
pharmaceutiques de l'aconit doivent être celles qui,
comme l'extrait avec le suc trouble et surtout l'alcoolature et le saccharure, représentent l'aconit à l'état frais,
mais à une condition encore, c'est qu'elles seront préparées avec une plante récoltée en temps et lieu convenables. »

Nos adversaires eux-mêmes, vous le voyez, reconnaissent le bien fondé de ma critique. Pourquoi alors

n'essaient-ils pas de porter remède à la mauvaise qualité de leur alcoolature de racines d'aconit en indiquant le temps et le lieu convenables pour la récolte de cette racine, de manière à avoir une teinture sinon parfaite, tout au moins toujours semblable à elle-même ? La principale raison, c'est la difficulté de se procurer la racine d'aconit des Vosges en hiver au moment où les hauts sommets où poussent cette plante sont difficilement abordables.

On se contente souvent alors de la racine d'aconit de la plaine de Gennevilliers et parfois même on la récolte à tout autre moment que celui où elle renferme la plus grande partie des principes actifs de la plante.

Voilà pourquoi, comme je vous le disais plus haut, l'alcoolature de racines d'aconit de l'allopathie est absolument capricieuse, souvent même dangereuse.

Les alcoolatures d'aconit de l'allopathie ne remplissent donc aucune des conditions essentielles nécessaires à toute bonne préparation, puisque, ainsi que nous venons de le voir :

1° Elles ne renferment pas tous les principes actifs de la plante.

2° Elles ne sont point semblables à elles-mêmes.

Comment voulez-vous dès lors que des accidents semblables à ceux que je vous ai signalés plus haut n'arrivent pas? Comment peut-il en être autrement avec des teintures offrant si peu de garantie, ayant si peu d'analogie avec elles-mêmes, même lorsqu'elles sont faites par le même préparateur ?

L'époque de la récolte, le lieu d'origine sont des facteurs très importants quant à la richesse en principes actifs et ne peuvent être négligés.

Voyez et jugez maintenant la bonne foi des maîtres de cette Ecole officielle. Aveugles volontaires, ces hommes qui sont des plus honorables au point de vue scientifique, reconnaissent bien la supériorité de l'alcoolature d'aconit sur les autres préparations de cette plante, mais ils ne peuvent admettre que nous, homœopathes, nous obtenions une alcoolature d'aconit absolument fidèle, absolumeut constante, et renfermant tous les principes actifs de la plante.

Il était bien plus facile à eux de rejeter la faute de leurs insuccès snr la fugacité de la plante, les plantes, que je sache, n'ayant jamais protesté.

Ce que je viens de dire de la teinture mère d'aconit est vrai de toutes les teintures mères des plantes indigènes à suc abondant obtenues par le *modus operandi* homœopathique et, ainsi se trouve incontestablement établie sur ce premier point la supériorité de nos préparations.

(J'ai là devant moi quelques types de nos T. M. homœopathiques, je les mets à l'entière disposition des personnes que cela peut intéresser et qui désireraient les examiner à la fin de cette conférence.)

Venons maintenant au second point, la préparation des teintures des plantes indigènes à suc minime.

Les T. M. des plantes indigènes à suc minime se préparent par la simple macération des parties employées de la plante, récoltée à l'époque la plus favorable, dans un poids égal d'alcool à 80°.

On laisse macérer dix jours et on filtre après décantation.

Le type de ces T. M. est le dulcamara.

Je n'ai pas grand'chose à vous dire de ces teintures, c'est la préparation classique, celle que nous ont empruntée les membres de la commission du Codex allopapathique, et qu'ils ont adoptée pour toutes les plantes.

Je vous ferai simplement observer que l'inconvénient que je vous ai signalé, pour l'adoption de ce *modus operandi*, dans la préparation des T. M. des plantes indigènes à suc considérable n'existe pas ici.

Le principal inconvénient consistait en ce que la quantité considérable de suc que renferment les plantes de la classe précédente, l'aconit par exemple, ramenait l'alcool employé, de 90° à 60° environ. Nous n'avons ici rien de semblable à craindre, puisque nous opérons sur des plantes ligneuses ne contenant presque pas de suc, comme le dulcamara, les clematis, etc.

Il nous serait, du reste, absolument impossible d'appliquer, à ces plantes ligneuses, le *modus operandi* des plantes à suc considérable.

Sur ce second point, nous n'avons pas, je pense, à redouter la critique des allopathes, à moins qu'après s'être appropriés ce mode de préparation qui est bien nôtre, ils ne blâment chez nous ce qu'ils approuvent chez eux, comme cet homme politique qui disait à ses adversaires : « Quand je suis dans l'opposition, je réclame la liberté, au nom de vos principes; quand je suis au pouvoir, je vous la refuse au nom des miens. »

J'aborde maintenant la préparation des T. M. des substances végétales exotiques.

Les T. M. des substances végétales exotiques se préparent par simple macération au 1/20, en employant le plus généralement de l'alcool à 80°.

On laisse macérer dix jours et on filtre.

Le type de ces **T. M.** est l'ipeca.

Cette proportion de 1/20 a été grandement critiquée par nos adversaires et même par quelques homœopathes.

En cela, nous n'avons fait que suivre les principes qui nous ont été donnés par Hahnemann, Jahr et Catellan frères.

Je vais essayer de justifier de ces proportions.

D'abord, nous pensons, avec nos prédécesseurs et maîtres, qu'il est de toute nécessité d'avoir des teintures uniformes, c'est-à-dire faites dans une proportion constante, afin que le médecin sache immédiatement quelle quantité de substance contient la quantité de teinture prescrite par lui, ou, pour mieux dire, afin qu'il existe un rapport constant entre la T. M. et la substance première.

Comment en serait-il ainsi, si vous avez des teintures au 1/5, d'autres au 1/10 et quelques-unes, comme la teinture d'iode, au 1/12? Vous aurez, avec ces différentes proportions, un dosage bien difficile pour le médecin.

D'autre part, il n'est nullement indispensable, pour avoir des teintures supérieures, d'avoir des teintures chargées au maximum et c'est au médecin à prescrire la quantité de teinture correspondant à la quantité de substance qu'il veut ordonner.

Si nos teintures sont complètes, c'est-à-dire renferment tous les principes actifs de la substance première et, d'autre part, si elles sont toujours semblables, elles remplissent en tous points les conditions nécessaires et essentielles à toute bonne préparation.

Il est facile de voir que notre teinture d'ipéca au 1/20

remplit ces deux conditions aussi fidèlement que possible.

La proportion d'alcool employé, pour la macération, permet d'affirmer la solubilité à peu près complète des principes actifs de la plante. Et en ayant soin de toujours employer des substances premières de qualité supérieure, on sera assuré d'avoir toujours des préparations absolument semblables.

Voyons maintenant si les teintures allopathiques des substances exotiques remplissent également ces conditions.

Il est certain qu'elles en remplissent au moins une, elles peuvent et doivent être toujours semblables, mais renferment-elles tous les principes actifs de la substance employée? Vous allez en juger.

Mon collègue et ami Gallois a, dans sa thèse soutenue à l'Ecole de pharmacie en 1885, critiqué très vivement et avec beaucoup de talent la préparation, par macération, des teintures allopathiques, telles qu'elles sont inscrites au Codex.

Il a dosé les principes actifs restant dans les résidus de ces macérations et il a trouvé des résidus, celui de la teinture de gentiane, renfermant encore près de 40 0/0 de principes actifs.

Le jury devant lequel M. Gallois soutenait sa thèse était composé des professeurs Chatin et Bourgoin et de l'agrégé Villiers-Moriamé. C'est vous dire que je ne crois point discutables les conclusions de cette thèse.

Le raisonnement et l'expérience sont ici d'accord pour affimer la supériorité des préparations homœopathiques.

Il nous reste à parler des T. M. des substances animales et des atténuations premières des produits chimiques.

Les T. M. des substances animales se font de la même manière que les T. M. des substances végétales exotiques, c'est-à-dire par macération au 1/20.

Je n'ai donc rien d'intéressant à vous dire à ce sujet. La critique que j'ai faite des teintures allopathiques des plantes exotiques s'adresse de tous points aux teintures allopathiques des substances animales, telles que la Cantharis, le moschus, etc. Il est donc inutile d'y revenir ; mais il n'est pas hors de propos, car c'est là la thèse que je soutiens devant vous de faire ressortir sur ce point, comme sur le précédent, la supériorité de nos procédés de préparation.

Quant aux préparations des produits chimiques, il me suffira de vous exposer celle de deux de nos produits chimiques les plus importants, le phosphore et la digitaline, types aussi éloignés l'un de l'autre et aussi différents que possible.

Ce seront là les deux dernières préparations dont je vous entretiendrai. Je sais et vous savez aussi, puisque vous avez bien voulu me suivre jusqu'ici, combien le sujet est aride et peu intéressant, surtout pour les dames qui me font le grand honneur de m'écouter, aussi je réclame à nouveau, de vous tous, Mesdames et Messieurs, et tout particulièrement de vous, Mesdames, encore un peu de votre patience et beaucoup de votre indulgence.

Ces deux préparations vous montreront que nous sommes les ennemis de la routine, que nous savons nous tenir au niveau de la science moderne et que nous n'avons jamais hésité à modifier nos préparations lorsque les progrès de cette science nous indiquaient de nouveaux procédés ou de nouveaux véhicules à essayer.

Occupons-nous d'abord du phosphore.

Je n'entrerai pas dans le détail des propriétés physiques et chimiques de ce métalloïde, cela ne vous intéresserait guère et j'arriverai de suite à nos préparations homœopathiques du phosphore, obtenues par la voie liquide.

Jusqu'à ce jour, les homœopathes s'étaient exclusivement servis de l'alcool, comme véhicule liquide du phosphore. La faible solubilité de cette substance dans l'alcool nous a fait rechercher un autre dissolvant, parmi ceux qui n'ont par eux-mêmes aucune action médicamenteuse de nature à contrarier celle du phosphore.

Nous avons trouvé, dans la glycérine associée à l'alcool, un véhicule de beaucoup préférable à l'alcool seul, bien que ce mélange ne nous ait point donné complète satisfaction. Le sulfure de carbone et l'éther nous eusssnt donné des résultats bien préférables. Nous ne nous sommes point arrêtés à ces véhicules, en raison de leurs propriétés médicamenteuses spéciales.

La première dilution que l'on puisse obtenir, avec la glycérine et l'alcool mélangés, est la 1/1000.

Voici la manière d'opérer :

On met, dans un flacon, 1 gramme de phosphore bien pur et 100 grammes de glycérine à 30° chimiquement pure ; on place le flacon à demi bouché dans un vase rempli d'eau chaude, et on laisse fondre le phosphore. Cela fait, on bouche entièrement le flacon, on l'agite jusqu'à ce que la dissolution se soit entièrement refroidie et on verse le tout dans un autre flacon contenant déjà

900 grammes d'alcool à 95°. On agite fortement ce flacon pendant quelques minutes, on le bouche hermétiquement et on le dépose dans un endroit frais et obscur.

On a ainsi une solution au 1/1000, ce que nous appelons en homœopathie la 1/1000 ou encore la 3ᵉ décimale.

Quelle préparation, ici encore, les allopathes ont–ils à opposer à la nôtre. La seule préparation allopathique du phosphore, pour l'usage interne, est l'huile phosphorée au 1/1000. Le dosage de cette préparation est aussi exact et aussi mathématique que celui de la nôtre, je n'ai donc pas à critiquer l'huile phosphorée à ce point de vue. Mais demandez ce qu'ils en pensent aux malades condamnés à l'absorber. Son goût absolument horrible fait reculer le plus soumis et le plus courageux. Et notez, je vous prie, que cet inconvénient est sans remède : il n'est pas d'artifice, il n'est pas de mélange qui puisse dissimuler le goût de cette abominable mixture.

Notre solution au 1/1000 renferme donc tous les avantages de la préparation allopathique correspondante, sans en avoir aucun des inconvénients.

J'arrive enfin à la digitaline.

Les feuilles de la digitale pourprée, *digitalis purpurea*, renferment un principe actif, la *digitaline*, qui a été longuement étudiée par Homolle et Quévenne, Schmiedeberg, Nativelle, Kosman, Tanret, etc.

Elle existe dans le commerce sous deux états : amorphe et cristallisée.

Pour l'usage homœopathique, nous n'employons que la digitaline cristallisée regardée comme dix fois plus active que la digitaline amorphe et mille fois plus active que la poudre de digitale.

La *digitaline cristallisée* se présente sous forme de cristaux légers, très blancs, formés d'aiguilles courtes et déliées groupées autour d'un axe. Elle est inodore, d'une saveur amère très persistante. Elle est à peine soluble dans l'eau, soluble dans l'alcool à 90°, moins soluble dans l'alcool anhydre et presque insoluble dans l'éther. Son meilleur dissolvant est le chloroforme pur.

La préparation homœopathique la plus énergique qui puisse être prescrite par le médecin est la 1/1000 ou 3ᵉ décimale.

La trituration est de beaucoup supérieure à la dilution, à condition que le préparateur s'entoure bien de toutes les précautions nécessaires pour avoir une préparation absolument intime.

Le pharmacien ne devra jamais faire cette préparation directement. Il fera d'abord la 1ʳᵉ trituration décimale, avec cette 1ʳᵉ décimale, il fera la 2ᵉ décimale ou 1ʳᵉ centésimale, et enfin avec la 1ʳᵉ centésimale la 1/1000. Il conservera à part la 1ʳᵉ et la 2ᵉ décimales.

Je viens de vous dire que la préparation par trituration était de beaucoup supérieure à la préparation par dilution. En voici les raisons : presque toujours le médecin prescrit les dilutions et les teintures, en indiquant non le poids, mais le nombre de gouttes qu'il veut ordonner. Eh bien, les gouttes ne peuvent donner qu'un dosage approximatif, différentes qu'elles sont, selon le degré de l'alcool, véhicule le plus généralement employé, et selon le compte-gouttes dont on se sert. D'après nos expériences personnelles, cette différence peut varier dans la proportion de 20 à 60.

Dans nos préparations sous forme de triturations, nous évitons aussi l'inconvénient qui résulte de l'évaporation du véhicule, évaporation qui a souvent pour résultat d'augmenter considérablement l'activité de la solution médicamenteuse, et cela pourrait ne pas être toujours sans danger, lorsqu'il s'agit de médicaments aussi actifs que l'aconitine, l'atropine ou la digitaline.

Aussi avons-nous fait tout le possible pour que, dans nos préparations liquides de digitaline cristallisée, ces inconvénients soient réduits à leur minimum.

Nous avons employé comme véhicule de cette solution au 1/1000, un mélange d'alcool, de glycérine et d'eau.

En voici la formule :

> *Digitaline cristallisée*. . . . .   1 gramme.
>
> *Alcool à 90°*. 500   —
>
> *Glycérine à 30°* 250   —
>
> *Eau distillée*. 250   —

Faites d'abord dissoudre la digitaline dans l'alcool et ajoutez ensuite : 1° *la glycérine*, 2° *l'eau distillée*.

(Au point de vue de la richesse en digitaline, cette solution correspond poids pour poids à la poudre de feuilles de digitale.)

Ici encore, et c'est par là que je veux terminer cette longue comparaison, apparaît la supériorité sur la méthode rivale, du mode de préparation employé par la pharmacopée homœopathique.

J'en ai fini avec nos préparations, mais je ne puis terminer cette conférence sans vous dire quelques mots des soi-disant doctrines qui se sont fait une réclame ou de notre nom ou de la forme de nos préparations. Je veux parler de l'électro-homœopathie et de la dosimétrie. Ce sont là des faux frères qu'il nous faut démasquer.

J'ai le respect de toutes les convictions et je me garderai de toute personnalité. Si mes critiques s'adressent à des systèmes médicaux que ma conscience réprouve, elles ne s'attaqueront jamais aux hommes, car toute croyance sincère est digne d'égards, et la foi d'autrui, pour être discutable, n'en doit pas moins commander le respect.

De l'électro-homœopathie, j'aurai peu de chose à vous dire. Le néant ne se discute pas. Il s'agit ici de remèdes secrets et le fondateur de ce système a promis qu'après sa mort, ses formules seraient divulguées. Il eût été plus noble à lui de faire connaître ses formules dès maintenant, et c'est vraiment prêter trop facilement le flanc à une accusation que je m'abstiendrai de formuler, mais que beaucoup d'autres, et des plus honorables, n'ont pas hésité à articuler nettement.

Ces dernières années, la division est entrée dans le camp électro-homœopathique, et cette division a engendré d'une façon vraiment surprenante, la multiplication des préparations. Chacun a sa formule, toujours secrète, mais, bien entendu, la seule bonne, la seule vraie, et je mets le plus malin au défi de se retrouver au milieu de ce déluge.

Quelques-uns, sentant le point faible de leur médication secrète, ont donné des semblants de formules, mais à la plus complète de ces formules il y avait toujours une restriction et nous n'avons jamais pu obtenir une formule vraiment catégorique.

J'ai, moi-même, écrit à l'un et non des moins importants auteurs de ces préparations, mais je n'ai jamais pu en tirer que des réponses évasives.

Je vous avouerai franchement que quelques-unes des préparations électro-homœopathiques m'ont toujours intrigué. Ces dissolutions d'électricité me rappellent, malgré moi, la fondation de cette fameuse Société qui devait exploiter les phosphorescences de la mer pour la fabrication des allumettes chimiques. Ne riez pas trop fort, la crédulité humaine est si grande que, si cette Société se fût fondée, avec une réclame bien sentie, avec une publicité savamment dirigée, et vous savez si l'on est devenu, par le temps qui court, expert en semblable matière, elle eût facilement trouvé les actionnnaires nécessaires à la mise en exploitation.

Nous sommes donc obligés de dire aux électro-homœopathes : Tant que vous n'aurez donné aucune formule exacte de vos préparations, tant que vous n'emploierez que des remèdes secrets, il ne pourra y avoir rien de commun entre nous. *Nescio vos.* Nous n'avons rien à voir dans vos préparations, rien à voir dans votre thérapeutique, votre conscience est seule juge de vos actes. Vous êtes des thaumaturges et non des savants.

Quant à la dosimétrie, le principal reproche que l'on puisse lui faire, c'est d'avoir voulu s'ériger en doctrine médicale au lieu d'être restée ce qu'elle est en réalité, une simple forme de préparations médicamenteuses.

S'appuie-t-elle sur le principe des contraires ou sur celui des semblables ? Pas plus sur l'un que sur l'autre, son principe étant de ne pas en avoir.

Aussi, n'est-il pas besoin d'un médecin pour discuter

ici le bien ou le mal fondé de ses revendications, un simple pharmacien y suffit.

Je le répète, la dosimétrie n'est qu'un simple mode de préparations médicamenteuses et il lui est matériellement impossible de se recommander de telle ou telle doctrine médicale.

Voyons maintenant la valeur de ses préparations.

La seule forme de médicaments adoptée par les dosimètres est le granule médicamenteux enrobé de sucre. Ce mode de préparation est d'une commodité très grande pour les malades, et c'est à cette commodité grande qu'elle doit la plus belle part de ses succès. Ce n'est pas à nous, homœopathes, de nous inscrire en faux contre cet avantage ; nous le constatons, au contraire, d'autant plus volontiers, que c'est là une simple imitation, quant à la forme, de nos globules homœopathiques.

Les dosimètres d'aujourd'hui n'ont du reste rien inventé et la dosimétrie existait bien avant eux. Qui ne connaît les granules de digitaline de Homolle et Quevenne et aussi ceux de Nativelle, les granules antimoniaux de Papillaud et tous les granules de l'allopathie.

Ces granules avaient même une réelle supériorité sur ceux de la dosimétrie actuelle, ils étaient dosés à peu près mathématiquement.

La masse pilulaire des granules dosimétriques actuels est réellement trop infime pour permettre un dosage même approximatif, aussi ne peut-on compter d'une manière certaine sur l'action de ces granules. Le médecin est souvent fort surpris de ne pas obtenir du même médicament les mêmes résultats ; il n'y a pas d'autre raison à cela que le dosage inexact de ces granules.

La meilleure preuve que je puisse vous donner de

l'inexactitude de ce dosage, c'est qu'à l'heure actuelle
même, un des plus importants préparateurs des médicaments dosimétriques cherche le moyen de ne plus incor-
porer directement le médicament actif dans la masse pilulaire, mais de l'y introduire en dissolution à l'aide d'un
véhicule quelconque. Ce serait là une garantie de dosage,
je doute fort cependant que, par ce procédé, on arrive à
faire des granules aussi petits que ceux dont on use actuel-
lement et nous reviendrons alors au système pilulaire ou
dragéiforme de l'allopathie.

Une autre preuve de la difficulté de ce dosage, c'est que
les dosimètres se sont bien gardés, du moins jusqu'à présent, d'appliquer leur méthode à des médicaments aussi
actifs que la digitaline et l'aconitine cristallisées. Ils on
préféré employer ces deux médicaments à l'état amorphe,
état dans lequel ils sont doués d'une activité beaucoup
moins grande. Je pense que la seule crainte d'accidents
a arrêté ces préparateurs.

Examinons maintenant à un autre point de vue l'importance de la dosimétrie.

Nous avons vu que la dosimétrie n'était qu'un mode de
préparation des médicaments et non une doctrine médicale, voyons maintenant si ce mode de préparation,
quelque défectueux qu'il soit, peut se généraliser ou s'il
ne peut s'appliquer qu'à quelques médicaments spéciaux.
Eh bien, non, ce n'est même pas là un système généralement applicable et vous allez en avoir tout de suite l'intime conviction. Il est absolument impossible d'appliquer
cette manière de faire à d'autres médicaments qu'à ceux
qui doivent être administrés sous un petit volume. Vous
allez me faire observer que si au lieu de donner ce médicament premier qui doit être administré sous une forme

assez volumineuse, vous opérez avec le principe actif de ce médicament, vous pourrez administrer ce principe actif sous forme de granules dosimétriques. Cela est exact en théorie, mais dans la pratique, vous n'obtiendrez presque jamais, de ce principe actif, l'action médicamenteuse de la substance première d'où vous l'aurez tiré.

Extrayez tous les principes actifs de l'aconit : l'aconitine, la napelline, la picro-aconitine, la pseudo-aconitine, etc. Expérimentez ces alcaloïdes, soit séparément, soit réunis à nouveau, et essayez d'en obtenir, sur le malade, la même action que de l'aconit. Jamais vous n'y arriverez et jamais ces préparations, quelles qu'elles soient, ne vous donneront le résultat que vous obtiendriez de notre T. M., laquelle renferme, ainsi que nous l'avons vu, les principes actifs de la plante tels que la nature les y a mis, c'est-à-dire sans aucune modification chimique. Jamais, dis-je, vous n'obtiendrez de ces préparations le même résultat que du médicament pris dans son ensemble et tel que la nature nous l'a donné.

Ce que je dis de l'aconit est bien plus vrai encore du quinquina, aussi n'a-t-on jamais essayé de le remplacer par ses principes actifs, du moins quand on a voulu obtenir l'action totale de ce médicament.

Il en est de même pour les eaux minérales, vous aurez beau en faire l'analyse la plus complète et connaître aussi exactement que possible les éléments qui les composent, vous n'obtiendrez jamais l'action des eaux minérales, soit en essayant de les reconstituer au moyen des éléments essentiels, soit en administrant séparément les substances médicamenteuses qu'elles renferment.

Ce que la nature a fait est bien fait et l'œuvre humaine, quelque scientifique et quelque complète qu'elle soit, n'atteindra jamais le même degré de perfection.

La dosimétrie, j'insiste sur ce point, n'est qu'un mode de préparation applicable à certains principes actifs médicamenteux, principes actifs qui forment une minorité bien faible, si l'on envisage les substances premières nécessaires et indispensables à la pratique médicale.

Je me résume :

La dosimétrie ne peut prétendre à être une doctrine médicale, ce n'est, ce ue sera jamais qu'un système, qu'un mode de préparations pharmaceutiques. Ne reposant sur aucun principe médical, elle relève de la pharmacie et non de la médecine.

La dosimétrie ne nous offre, dans ses préparations, qu'un dosage absolument inexact et sur lequel il est matériellement impossible de faire aucun fond.

Ce n'est qu'un mode de préparations applicable seulement à une bien faible minorité des substances employées en médecine.

J'ai fini. Je ne sais si je vous ai convaincus de la supériorité de nos préparations, j'espère tout au moins vous avoir montré que nous ne sommes pas tout à fait ce que les maîtres de l'École officielle pensent et disent de nous.

L'adversité, a dit je ne sais plus qui, ne porte pas les mêmes fruits dans toutes les âmes ; que si les unes en sortent aigries et révoltées, d'autres s'y retrempent et s'y instruisent à la clarté des jours d'épreuve. L'expérience des hommes et des choses est une grande école d'équité.

Ne pourrions-nous en dire autant de ces jours de lutte qui furent aussi pour nous des jours d'épreuve et mettre en pratique la leçon contenue dans ces belles paroles, pour lutter sans amertume, mais aussi sans défaillance, contre tous les préjugés répandus contre nous, et les attaques injustes ou intéressées dont nous sommes l'objet.

Puisant notre force dans notre foi, nous inspirant de nos prédécesseurs et de nos maîtres, aussi bien Weber que Catellan frères, pour ne citer que les plus glorieux, nous tous pharmaciens homœopathes français, nous ne faillirons point à notre devoir ; nous demeurerons toujours les auxiliaires fidèles et convaincus de ceux qui tiennent si haut et si ferme le drapeau de l'homœopathie.

Ma tâche est terminée et avec elle s'achève la série de ces conférences auxquelles vous avez bien voulu prêter une si constante et si bienveillante attention. Je ne veux pas quitter cette place sans vous exprimer, en mon nom et au nom de ceux qui m'y ont précédé, notre profonde gratitude. Merci pour eux, merci surtout pour moi qui avais, plus que tout autre, besoin de me sentir soutenu par votre sympathique indulgence. Qu'il me soit seulement permis d'espérer que nos efforts n'auront pas été inutiles, qu'un peu du bon grain que nous avons essayé de semer germera dans vos esprits, que ceux qui venaient à nous déjà convaincus sortiront d'ici fortifiés dans leur foi, que ceux qui nous abordaient, incrédules ou ironiques, auront senti se dissiper leurs doutes, la lumière les pénétrer.

Avoir resserré les liens qui unissent les fidèles de l'homœopathie et lui avoir conquis quelques nouveaux adeptes sera notre plus douce, notre plus précieuse récompense.

Paris. — Typ. A. DAVY, 52, rue Madame. — Téléphone

www.ingramcontent.com/pod-product-compliance
Ingram Content Group UK Ltd.
Pitfield, Milton Keynes, MK11 3LW, UK
UKHW020055100726
13658UKWH00004B/1762